I0792037

Avant-propos

Chers lecteurs,

Tout d'abord, permettez-moi de vous exprimer ma sincère gratitude pour avoir choisi ce livre. Votre décision d'investir dans votre bien-être est le premier pas vers une transformation positive, et je suis honoré de vous accompagner dans ce voyage.

Beaucoup d'entre nous ont connu le défi de jongler avec des horaires chargés, des tentations alimentaires, et le sentiment de ne pas être en phase avec notre bien-être. C'est un problème que je comprends profondément, car je l'ai moi-même traversé.

Imaginez pouvoir atteindre vos objectifs de santé et de remise en forme sans sacrifier votre vie quotidienne. C'est précisément le but que nous allons atteindre ensemble au fil des pages qui suivent.

J'ai découvert cette solution non pas en suivant une recette magique, mais à travers une expérience personnelle. Il y a quelques années, je me suis retrouvé face à des défis similaires à ceux que vous pourriez rencontrer aujourd'hui. Cependant, en expérimentant avec différentes approches et en apprenant des experts, j'ai trouvé un chemin vers une vie plus saine et plus équilibrée.

Dans ce livre, nous explorerons ensemble les bases de l'alimentation équilibrée et de l'exercice adapté aux débutants. De la compréhension des principes fondamentaux à la construction d'une routine d'exercice, chaque chapitre est conçu pour vous guider pas à pas vers vos objectifs de manière réaliste et durable.

Au fil de ces pages, vous découvrirez des conseils pratiques, des anecdotes inspirantes et des stratégies pour surmonter les obstacles fréquents. Ensemble, nous établirons un plan d'action concret pour vous aider à intégrer des habitudes saines dans votre vie quotidienne.

Comme le dit si bien Ralph Waldo Emerson : "La santé est la première richesse". Aujourd'hui, vous prenez la décision de prendre en main votre bien-être, et je suis là pour vous soutenir à chaque étape.

Alors, prêts à attaquer ce voyage ensemble ? Laissez ces pages vous guider vers une vie plus saine et plus épanouissante.

Table des matières

Introduction

Bienvenue dans votre guide pratique vers une vie plus saine et plus épanouissante. Dans les pages qui suivent, nous explorerons ensemble les fondements d'une approche équilibrée de la santé et du bien-être, en nous concentrant sur les bienfaits du sport et d'une alimentation saine pour les débutants.

L'objectif de ce livre est simple : vous fournir les outils, les connaissances et l'inspiration nécessaires pour prendre en main votre santé et votre bien-être. Que vous soyez novice en matière de sport et de nutrition ou que vous cherchiez simplement à approfondir vos connaissances, vous trouverez ici des conseils pratiques et accessibles pour vous aider à atteindre vos objectifs.

Au fil des chapitres, nous aborderons divers aspects de la santé et du bien-être, en commençant par les bases essentielles. Nous explorerons les bienfaits du sport pour les débutants, en mettant en lumière l'importance de l'activité physique dans l'amélioration de la santé physique et mentale. Nous discuterons également des principes fondamentaux d'une alimentation saine, en vous fournissant des conseils pratiques pour adopter de meilleures habitudes alimentaires.

Dans les chapitres suivants, nous plongerons plus en profondeur dans des sujets spécifiques, tels que la gestion du poids, la prévention des maladies chroniques et la promotion du bien-être émotionnel. Nous aborderons également des sujets pratiques tels que la planification des repas, la motivation à l'exercice et la création d'une routine de santé durable.

Chaque chapitre sera structuré de manière à vous fournir une introduction claire au sujet, suivie d'explications détaillées, d'exemples concrets et de conseils pratiques pour vous aider à mettre en œuvre ces concepts dans votre propre vie.

Que vous cherchiez à perdre du poids, à améliorer votre condition physique ou simplement à adopter un mode de vie plus sain, vous trouverez ici les ressources dont vous avez besoin pour réussir. Préparez-vous à découvrir votre plein potentiel et à prendre le contrôle de votre vie. Le voyage commence maintenant.

Chapitre 1 :
Pas à pas

Bienvenue dans ce premier chapitre essentiel, où nous plongerons dans les récits de deux individus, Paul et Sarah, afin d'explorer les impacts profonds de nos choix quotidiens sur notre bien-être. Leur parcours illustre la clé de voûte de ce livre : le pouvoir des changements progressifs.

Paul, tout comme beaucoup d'entre nous, se trouve pris dans les méandres de la procrastination et des excuses. Ignorant les signaux d'alarme de son corps, il repousse sans cesse la nécessité de prendre soin de sa santé. À travers son histoire, nous vivrons les conséquences déchirantes d'une résistance au changement, mettant en lumière les pièges de l'inaction et les dégâts causés par des habitudes néfastes persistantes.

En contrepoint, l'histoire de Sarah brille comme un phare d'inspiration. Décidée à faire des ajustements graduels, elle nous guide dans son périple vers une vie plus saine. À travers des choix alimentaires judicieux et une introduction soigneuse à l'exercice, Sarah montre que la transformation personnelle peut être une aventure gratifiante et accessible à tous.

Au fil de ces récits, nous découvrirons que chaque petit pas compte. Parfois, la clé réside dans le pas à pas, dans l'acceptation de la réalité de nos habitudes, et dans la volonté de les ajuster lentement pour des résultats durables. Préparez-vous à vivre ces histoires de près, à tirer des leçons et, surtout, à amorcer votre propre transformation pas à pas.

- **Cas de Paul**

Paul est un individu confronté aux défis communs de la vie moderne. Il a la quarantaine bien entamée, il a toujours été en quête de son équilibre entre travail, loisirs et santé. Toutefois, au fil des ans, la routine stressante du quotidien a pris le dessus, reléguant l'exercice et une alimentation saine au second plan. Dans un premier temps, Paul évoquait souvent son intention de reprendre une activité physique. Malheureusement, ces résolutions restaient lettre morte, noyées dans un flot de justifications. "Je suis trop fatigué après le travail", "Je préfère sortir avec mes amis le soir", ou encore "Les abonnements à la salle de sport sont bien trop chers" devenaient des refrains familiers.

Au bout de six mois, le statu quo persistait. Paul, prisonnier de ses excuses, n'avait pas réussi à intégrer le moindre changement significatif dans son mode de vie. Au contraire, il avait pris 6 kilogrammes supplémentaires, aggravant ses problèmes de santé et son bien-être émotionnel. Les refus répétés de s'engager dans une démarche positive avaient des conséquences dévastatrices, laissant Paul prisonnier d'un cycle vicieux.

Après un an, la stagnation de Paul s'était transformée en une spirale descendante. Ses échecs répétés et l'accumulation de poids supplémentaire avaient miné sa confiance en lui, générant des complexes qui le hantaient au quotidien. La peur de l'échec, les excuses persistantes, et le refus de prendre responsabilité avaient laissé des cicatrices bien au-delà de la simple apparence physique.

L'histoire de Paul est le reflet d'une réalité trop familière pour beaucoup d'entre nous. Elle met en lumière les conséquences dévastatrices de l'inaction, de l'auto-sabotage, et des justifications qui entravent notre capacité à transformer nos vies. C'est en plongeant dans ces récits que nous comprenons pleinement la nécessité de briser ces schémas et d'embrasser le changement progressif. Explorons maintenant l'autre facette de cette aventure : l'histoire de Sarah, où le pas à pas a le pouvoir de tout changer.

- **Cas de Sarah**

Passons à l'histoire inspirante de Sarah, une femme déterminée à amorcer des changements positifs dans sa vie. Au début de son parcours, Sarah reconnaît la nécessité de transformer ses habitudes alimentaires et son approche du sport. Plutôt que de repousser l'échéance, elle choisit la voie de la transformation graduelle. Durant les premiers six mois, Sarah opère des ajustements mesurés dans son régime alimentaire, réduisant progressivement sa consommation de sucre. Simultanément, elle introduit une routine d'exercice accessible, consacrant 15 à 20 minutes à des activités physiques, cinq jours par semaine, tout en préservant ses week-ends pour le repos. Les résultats ne se font pas attendre.

Après six mois, Sarah célèbre une perte de poids significative de 5 kilogrammes. Plus que des chiffres sur la balance, elle découvre une énergie renouvelée et une confiance grandissante en elle-même. Ce n'est plus une obligation, mais une démarche qu'elle intègre naturellement dans son quotidien.

Au bout d'un an, les changements observés chez Sarah dépassent de loin ses attentes initiales. Elle franchit le pas en s'inscrivant dans une salle de sport, où elle découvre un nouvel amour pour l'exercice physique. Ce qui était autrefois perçu comme une contrainte est devenu une source de joie. Sarah a non seulement atteint son objectif initial, mais elle a également embrassé le crossfit, participant même à des compétitions.

L'histoire de Sarah démontre la puissance d'une approche graduelle. Sa capacité à intégrer progressivement de saines habitudes a eu des répercussions positives sur sa vie. À travers son parcours, nous apprenons que le changement n'a pas besoin d'être radical pour être efficace. Au contraire, c'est la constance des petits pas qui conduit à des résultats durables. Sarah nous montre que le chemin vers une vie plus saine peut être une aventure enrichissante, accessible à tous ceux qui s'engagent avec détermination et persévérance.

Quelle leçon en tirer ?

Au terme de ces récits captivants de Paul et Sarah, nous nous trouvons à la croisée des chemins, témoins des conséquences profondes qu'implique notre engagement envers notre santé. Paul et Sarah, deux individus face aux mêmes défis, ont choisi des voies radicalement différentes, illustrant la puissance du changement progressif.

L'exemple de Paul nous a révélé les dangers de l'inaction et de l'auto-sabotage. Pris au piège de la procrastination, il a vu sa santé et sa confiance en soi se détériorer, laissant des cicatrices émotionnelles durables. Son histoire est un miroir dans lequel beaucoup pourront se reconnaître, une invitation à briser les chaînes de l'immobilisme.

De l'autre côté, Sarah incarne l'espoir et l'inspiration. À travers des ajustements graduels, elle a transformé sa vie de manière positive. Sa détermination à adopter une alimentation plus saine et à intégrer une routine d'exercice modérée a conduit à des résultats extraordinaires. Là où Paul a résisté au changement, Sarah a embrassé la possibilité de progresser étape par étape, ouvrant la voie à une vie plus épanouissante.

La clé réside dans la compréhension que le chemin vers la santé ne nécessite pas une révolution, mais plutôt une évolution constante. Les petites actions, répétées régulièrement, façonnent notre destin. Le prochain pas peut être modeste, mais sa constance est la clé du succès. Alors, que votre propre histoire commence. Au cours de ce livre, vous découvrirez que le pas à pas peut être votre allié le plus puissant dans votre quête de bien-être.

Chapitre 2 :

Pourquoi le sport est-il si important ?

Cher lecteur, bienvenue dans le deuxième chapitre de notre aventure vers un mode de vie plus sain. Dans cette exploration, nous plongerons au cœur de la question : pourquoi le sport est-il si crucial ? Nous n'allons pas nous perdre dans la complexité scientifique, mais plutôt découvrir ensemble comment l'activité physique peut transformer votre vie au quotidien. À travers des exemples concrets, vous comprendrez pourquoi chaque pas vers une routine sportive peut ouvrir la porte à une meilleure qualité de vie.

- **Bienfaits premiers du Sport**

Le sport, bien plus qu'une simple activité physique, se révèle être un véritable allié pour le bien-être physique. À travers cette immersion dans les bienfaits concrets, vous découvrirez comment chaque mouvement contribue à sculpter un corps en meilleure santé.

1) <u>Amélioration du sommeil</u> : L'un des bienfaits les plus tangibles du sport réside dans son pouvoir de réguler le sommeil. En comparant le quotidien d'une personne active à celui d'une personne sédentaire, on constate souvent une nette amélioration de la qualité du sommeil chez la première. La régularité de l'activité physique contribue à équilibrer les cycles du sommeil, favorisant un repos plus profond et réparateur.

Exemple : Une personne adepte de la course à pied régulière observe non seulement une diminution des troubles du sommeil, mais aussi une augmentation de la qualité de son repos, se réveillant chaque matin plus frais et plus alerte.

2) <u>Boost d'endorphines et bonne humeur</u> : L'exercice déclenche la libération d'endorphines, les hormones du bonheur. Cette poussée d'énergie positive a un impact direct sur l'humeur, réduisant le stress et favorisant un état d'esprit positif.

Exemple : Un cycliste régulier est plus enclin à affronter les défis quotidiens avec optimisme, grâce à la libération régulière d'endorphines induite par son activité physique.

3) <u>Renforcement du système immunitaire</u> : Une pratique régulière du sport renforce le système immunitaire, réduisant ainsi le risque de maladies et d'infections.

Exemple : Comparons deux voisins, l'un passionné de natation, l'autre peu actif. Celui qui s'adonne à la natation régulière peut constater une diminution des épisodes grippaux, témoignant de la capacité du sport à renforcer les défenses immunitaires.

En embrassant ces bienfaits physiques du sport, vous vous engagez sur la voie d'un corps plus fort, plus résilient, et prêt à affronter les défis quotidiens.

- **Bienfaits Mentaux du Sport**

Au-delà de l'aspect physique, le sport offre de nombreux bienfaits mentaux qui vous sont présentés ci-dessous.

1) <u>Gestion du stress</u> : L'activité physique agit comme un puissant antidote au stress quotidien. La libération d'endorphines pendant l'exercice contribue à atténuer les tensions mentales, offrant ainsi une pause bienvenue aux défis de la vie quotidienne.

Exemple : *Un yogi (personne pratiquant le yoga) expérimente une meilleure gestion du stress, utilisant le yoga comme un exutoire pour libérer les tensions accumulées.*

2) <u>Amélioration de la santé mentale</u> : Le sport est associé à une réduction des symptômes liés à la dépression et à l'anxiété. L'engagement dans une activité physique régulière favorise la libération d'éléments neurochimiques bénéfiques à l'équilibre émotionnel.

Exemple : *Un coureur régulier peut ressentir une amélioration notable de son état émotionnel, attribuée en grande partie à l'impact positif de l'exercice sur sa santé mentale.*

3) <u>Augmentation du sentiment d'accomplissement</u> : Atteindre des objectifs sportifs, qu'ils soient modestes ou ambitieux, procure un sentiment d'accomplissement qui se répercute positivement dans d'autres aspects de la vie.

Exemple : *Comparons deux individus, l'un prenant part à des séances de musculation régulières, l'autre évitant l'activité physique. Celui qui s'engage dans la musculation développe un sentiment d'accomplissement à mesure que ses performances s'améliorent, ce qui renforce ainsi sa confiance en lui.*

En vous appropriant les bienfaits mentaux du sport, vous ouvrez la porte à une stabilité émotionnelle et à une résilience mentale qui vous guideront à travers les hauts et les bas de la vie quotidienne.

- **Impact sur la Santé Physique**

L'activité régulière influence positivement les fonctions corporelles, créant un écosystème propice à la vitalité et à la résilience.

1) <u>Réduction des maux de dos</u> : L'une des bénédictions souvent méconnues du sport est son pouvoir de renforcer la musculature et de soutenir la colonne vertébrale, ce qui peut réduire significativement les douleurs dorsales.

Exemple : *Le nageur régulier peut expérimenter une amélioration notable de sa posture et une diminution des maux de dos grâce à la tonification musculaire induite par la natation.*

2) <u>Optimisation du système cardiovasculaire</u> : L'exercice régulier favorise une meilleure circulation sanguine, réduisant ainsi le risque de maladies cardiovasculaires et contribuant à une santé cardiaque optimale.

Exemple : *Un joggeur régulier peut bénéficier d'une pression artérielle plus basse et d'un risque réduit de maladies cardiaques grâce à son engagement dans l'activité physique.*

3) <u>Longévité et qualité de vie</u> : Des études nombreuses démontrent que maintenir une vie active est associé à une réduction des risques de maladies chroniques, à un ralentissement du processus de vieillissement, et à une augmentation de l'espérance de vie. En effet, l'exercice régulier favorise le fonctionnement optimal des organes, renforce le système immunitaire et préserve la densité osseuse, des facteurs clés contribuant à une vie plus longue et plus saine.

Exemple : *Une personne effectuant une activité physique régulière verra sa peau vieillir et se rider moins rapidement que celle de ses proches. Elle a également un risque réduit de faire face à des maladies telles que la maladie d'Alzheimer.*

Chapitre 3 :

Case départ et objectifs

I. L'Importance des Objectifs Personnels

Dans ce chapitre, nous nous dirigeons vers l'un des éléments fondamentaux de tout parcours de remise en forme : la définition d'objectifs personnels. Imaginez-vous sur une route sans panneaux indicateurs, sans destination précise. Vous roulez, mais vous ne savez pas où vous allez. C'est exactement ce que cela signifie de naviguer sans objectifs clairs. Les objectifs agissent comme des balises lumineuses, éclairant votre chemin et vous guidant vers un avenir plus sain.

Pour comprendre pleinement l'importance des objectifs personnels, considérons deux individus : Marie et Paul. Marie a décidé de se fixer des objectifs spécifiques pour sa remise en forme. Elle veut perdre du poids, améliorer son endurance et se sentir plus énergique au quotidien. Paul, d'autre part, n'a pas défini d'objectifs concrets. Il sait qu'il veut "se mettre en forme", mais il n'a pas encore clarifié ce que cela signifie pour lui.

Marie commence son voyage avec un plan en tête. Elle sait exactement ce qu'elle veut accomplir et comment y parvenir. Chaque séance d'entraînement, chaque choix alimentaire, est guidé par ses objectifs personnels. Elle peut mesurer ses progrès, rester motivée et ajuster son plan si nécessaire. En revanche, Paul se sent perdu. Sans objectifs clairs pour le guider, il est facile pour lui de s'égarer, de perdre sa motivation et d'abandonner avant même d'avoir commencé.

Pourquoi est-il si crucial de passer par cette étape ? Fixer des objectifs personnels vous donne une raison de vous lever le matin et de vous engager dans votre parcours de remise en forme. Cela vous permet de définir vos priorités, de rester concentré sur vos aspirations et de surmonter les obstacles qui se dressent sur votre chemin. Sans objectifs clairs, vous risquez de tourner en rond, de manquer de motivation et de ne jamais réaliser votre potentiel maximal. Alors, comment pouvez-vous résoudre cette étape ? Le premier pas consiste à réfléchir sérieusement à ce que vous voulez accomplir avec votre programme de remise en forme. Soyez spécifique, mesurable, atteignable, pertinent et temporel dans la définition de vos objectifs. Ensuite, écrivez-les. Le simple acte de mettre vos objectifs par écrit les rend plus tangibles et vous engage à les poursuivre. Enfin, partagez-les avec quelqu'un de confiance pour obtenir un soutien supplémentaire et de la responsabilité.

II. L'Importance de la Prise de Photos Initiales

Dans cette partie, nous explorons l'importance de prendre une photo de soi en sous-vêtements avant de commencer votre parcours de remise en forme. Prenez donc cette photo comme un point de départ vers la santé et le bien-être. C'est votre point de référence visuel, votre marqueur de progrès au fil du temps. Prendre une photo initiale peut sembler intimidant au début, mais c'est en réalité un outil puissant pour suivre votre évolution physique. Cela vous permet de voir les changements dans votre corps, même lorsque les chiffres sur la balance ne bougent pas.

Pourquoi est-il important de passer par cette étape ? La photo initiale offre une perspective visuelle de votre point de départ, ce qui est souvent plus motivant que de simplement se fier au poids sur la balance. En plus de cela, la photo vous permet de comparer les changements dans votre composition corporelle au fil du temps, même si le poids reste constant.

Comment résoudre cette étape ? Avant de commencer votre programme de remise en forme, prenez le temps de vous mettre à l'aise devant votre smartphone et de prendre une photo de vous-même sous différents angles. Assurez-vous de conserver cette photo pour pouvoir comparer vos progrès plus tard. Vous serez surpris de voir à quel point cette simple photo peut être motivante au fil du temps. Ces photos sont des éléments clés pour suivre vos progrès physiques au fil de votre parcours de remise en forme. Ne sous-estimez pas l'impact positif qu'une simple photo peut avoir sur votre motivation et votre engagement à long terme.

Il y a un concept important à comprendre lorsqu'on commence un programme d'exercice physique : le muscle pèse plus lourd que la graisse. Il est crucial de garder cela en tête car cela peut avoir un impact significatif sur la façon dont nous interprétons nos progrès sur la balance.

Il est fréquent que ceux qui commencent à s'entraîner remarquent que leur poids sur la balance reste relativement stable, voire augmente, malgré leurs efforts pour perdre du poids. Cependant, cela ne signifie pas nécessairement que leur régime d'exercice n'est pas efficace. En réalité, cela peut être le signe que le corps est en train de transformer la graisse en muscle.

Le muscle est plus dense que la graisse, ce qui signifie qu'une petite quantité de muscle peut peser plus lourd qu'une plus grande quantité de graisse. Par conséquent, même si vous ne voyez pas de diminution du poids sur la balance, cela ne signifie pas que vous n'avez pas perdu de graisse. Au contraire, cela peut indiquer que vous avez gagné du muscle tout en perdant de la graisse, ce qui est une excellente nouvelle pour votre forme physique.

Gardez bien cela à l'esprit pour ne pas vous laisser décourager par les fluctuations de votre poids. La meilleure façon de suivre les progrès est de prendre des mesures visuelles. C'est pourquoi nous vous encourageons à prendre une photo de vous-même avant de commencer votre programme d'exercice. Cette photo servira de point de référence pour suivre vos progrès au fil des semaines et des mois à venir. Vous constaterez peut-être que même si votre poids reste le même, votre corps se transforme, devenant plus tonique, plus ferme et plus en forme.

Ainsi, gardez cette photo pour vous, comme un rappel visuel de votre engagement envers votre santé et votre bien-être. Au fil du temps, vous pourrez voir les changements positifs qui se produisent dans votre corps, même si la balance ne semble pas toujours refléter ces progrès.

III. La Vérité sur la Mesure de la Perte de Poids

Désormais, abordons la question délicate de la mesure de la perte de poids. Démystifions le rôle de la balance dans votre parcours de remise en forme. Trop souvent, nous nous concentrons uniquement sur le nombre affiché sur la balance, mais il est important de comprendre que ce chiffre ne traduit pas toujours une vraie évolution de votre progression physique.

Considérez l'histoire de Sarah et Lucas. Sarah se pèse religieusement chaque matin, espérant voir ce nombre magique sur la balance diminuer. Cependant, même si elle s'engage dans un programme d'exercices réguliers, elle est déçue de constater que son poids ne bouge pas autant qu'elle le souhaiterait. Lucas, quant à lui, choisit de se concentrer sur d'autres mesures de progrès, telles que la composition corporelle et les changements visuels.

La balance seule ne peut pas capturer la complexité des changements qui se produisent dans votre corps lorsque vous vous engagez dans un programme d'exercices. Lorsque vous gagnez du muscle tout en perdant de la graisse, le chiffre sur la balance peut rester inchangé, voire augmenter. Cela peut être décourageant si vous ne comprenez pas la nature de ces changements. Vous pouvez y arriver. Tout d'abord, comprenez que la balance n'est qu'un outil parmi d'autres pour mesurer votre progression. Plutôt que de vous concentrer uniquement sur le chiffre affiché, prenez en compte d'autres indicateurs tels que les mesures de composition corporelle, les photos de progression et les sensations physiques. Ensuite, si vous choisissez d'utiliser une balance, assurez-vous qu'elle est de bonne qualité et mesure plus que simplement votre poids. Une balance spécialisée qui mesure la masse musculaire, la graisse corporelle et d'autres facteurs peut être un avantage précieux, mais méfiez-vous de l'imprécision des balances bas de gamme ! La mesure de la perte de poids est plus complexe qu'un simple chiffre sur une balance. En comprenant la vérité derrière cette mesure et en explorant d'autres moyens de suivre votre progression, vous pouvez éviter de vous frustrer inutilement et donc maintenir votre motivation à long terme. Gardez à l'esprit que votre parcours de remise en forme est unique, et qu'il est important de choisir les méthodes de mesure qui vous conviennent le mieux.

Chapitre 4 :

Utilisez le principe de cohérence à votre avantage

I. Comprendre le principe de cohérence à travers une histoire inspirante

Il était une fois, dans une petite ville tranquille, un jeune homme nommé Alex. Alex était passionné par la photographie depuis son plus jeune âge, mais il n'avait jamais osé poursuivre cette passion sérieusement. Un jour, il rencontra un photographe renommé dans un café local. Ce photographe, c'était Max, il était réputé pour ses œuvres artistiques et son engagement envers son art.

Lors de leur conversation, Max partagea avec Alex sa philosophie sur l'importance de la cohérence dans la pratique artistique. Il expliqua à Alex que pour réussir en tant que photographe, il devait être cohérent dans sa vision, dans son travail et dans son engagement envers son art. Inspiré par les paroles de Max, Alex décida de prendre les choses en main. Il annonça publiquement sur ses réseaux sociaux son intention de se consacrer pleinement à la photographie. Il partagea ses objectifs, ses projets et ses aspirations avec ses amis et sa famille, s'engageant ainsi publiquement à suivre sa passion.

Ce premier pas vers la cohérence eut un effet profond sur Alex. En s'engageant publiquement envers son art, il se sentit investi d'une nouvelle énergie et d'une détermination renouvelée. Chaque jour, il se réveillait avec un sentiment de responsabilité envers lui-même et envers ceux qui l'avaient soutenu dans sa décision. Mais Alex savait qu'il ne pouvait pas accomplir son voyage seul. Il chercha donc activement un mentor, quelqu'un qui pouvait l'aider à affiner sa vision artistique et à développer ses compétences techniques. Après des recherches approfondies, il trouva enfin une personne qui partageait sa passion et son engagement pour la photographie.

En travaillant avec son mentor et en s'entraînant de manière cohérente, Alex commença à voir des progrès notables dans son travail. Ses photos devinrent plus expressives, plus captivantes, reflétant véritablement sa vision artistique. Chaque cliché était une nouvelle exploration de son moi intérieur, une représentation de sa cohérence artistique. Ainsi, à travers cette histoire, il faut comprendre l'importance de la cohérence dans la poursuite de nos objectifs. En annonçant publiquement nos intentions, en nous entourant de personnes qui nous soutiennent, et en nous engageant pleinement dans notre passion, nous pouvons trouver le courage et la détermination nécessaires pour réaliser nos rêves les plus chers.

II. Appliquer le concept de cohérence dans notre quotidien

Dans cette section, nous avançons vers l'application pratique du principe de cohérence dans nos vies quotidiennes. Nous explorerons comment ce concept peut être utilisé à notre avantage pour renforcer notre engagement envers nos objectifs de remise en forme et de bien-être.

Imaginez-vous dans une situation où vous décidez de reprendre le sport après une longue période d'inactivité.

Vous êtes déterminé à faire de l'exercice régulièrement, mais vous vous sentez parfois découragé par les obstacles qui se dressent sur votre chemin. C'est là que le principe de cohérence entre en jeu. En annonçant vos objectifs à votre entourage ou sur les réseaux sociaux, vous créez une forme d'engagement public envers votre projet de remise en forme. Vous devenez redevable à ceux qui vous soutiennent, ce qui renforce votre motivation à rester cohérent dans vos efforts. Par exemple, en partageant sur Snapchat ou Facebook que vous avez décidé de reprendre le sport, vous vous engagez publiquement à suivre cette voie, ce qui rend plus difficile de faire un retour arrière.

De plus, en trouvant un partenaire d'entraînement, même à distance, vous créez un système de soutien qui peut vous aider à rester sur la bonne voie. Choisir le bon partenaire est essentiel, car cela peut faire la différence entre le succès et l'échec. Trouver quelqu'un qui partage votre détermination et votre engagement envers vos objectifs peut vous motiver à continuer, même lorsque vous rencontrez des difficultés. Par exemple, si vous décidez de suivre un programme d'entraînement en ligne avec un ami, le simple fait de savoir que vous n'êtes pas seul dans cette aventure peut vous donner la force de persévérer. En appliquant le principe de cohérence de cette manière, vous créez un environnement propice à la réussite de vos objectifs de remise en forme. Vous transformez vos déclarations en actions concrètes, renforçant ainsi votre engagement envers vos aspirations. En vous entourant de personnes qui vous soutiennent et en vous engageant publiquement envers vos objectifs, vous maximisez vos chances de succès et vous vous rapprochez un peu plus chaque jour de la meilleure version de vous-même.

Ainsi utiliser le principe de cohérence à notre avantage dans la poursuite de nos objectifs de remise en forme et de bien-être est crucial pour renforcer notre engagement et notre motivation. En s'engageant publiquement envers nos objectifs et en trouvant un soutien solide, nous créons un environnement propice à la réussite, nous rapprochant ainsi un peu plus chaque jour de nos aspirations les plus profondes.

III. Illustrons l'efficacité du principe de cohérence à travers quelques exemples

Plongeons maintenant dans le vif du sujet en explorant des exemples concrets de l'application réussie du principe de cohérence dans la vie quotidienne. Ces récits inspirants mettent en lumière comment l'engagement public envers nos objectifs et le soutien d'un partenaire peuvent véritablement transformer nos habitudes et nos comportements.

Marie est une jeune femme déterminée à adopter un mode de vie plus sain. Après des années de régimes et de séances d'entraînement sporadiques, elle décide de prendre les choses en main. Marie annonce sur son compte Instagram qu'elle se lance dans un défi de remise en forme de 90 jours, avec pour objectif de perdre du poids et de retrouver sa vitalité. Grâce au partage public de ses objectifs, Marie se sent investie d'une nouvelle responsabilité envers elle-même et envers ses abonnés. Chaque jour, elle poste des photos de ses repas équilibrés, de ses séances d'entraînement et de ses progrès physiques. Ses abonnés la soutiennent et l'encouragent dans son parcours, ce qui renforce son engagement à rester cohérente dans ses efforts. Mais Marie ne s'arrête pas là. Elle décide également de trouver un partenaire d'entraînement pour l'accompagner dans son défi. Elle contacte une amie d'enfance, Sophie, qui partage également le désir de mener une vie plus saine. Bien que Sophie vive à l'autre bout du pays, les deux amies se fixent des objectifs communs et se soutiennent mutuellement dans leur parcours.

Au fil des semaines, Marie et Sophie se motivent l'une l'autre à rester sur la bonne voie. Elles se tiennent mutuellement responsables de leurs choix alimentaires et de leurs séances d'entraînement, s'encourageant à persévérer même lorsque les défis se présentent. Grâce à leur engagement mutuel et à leur cohérence dans leurs actions, les deux amies voient des résultats remarquables à la fin de leur défi de 90 jours. Ce récit inspirant de Marie et Sophie démontre l'efficacité du principe de cohérence dans la réalisation de nos objectifs de remise en forme et de bien-être. En s'engageant publiquement envers leurs aspirations et en trouvant un soutien solide, elles ont créé un environnement propice à la réussite. Leur histoire témoigne du pouvoir transformateur de l'engagement et de la cohérence dans la poursuite de nos rêves.

Ces exemples illustrent de manière éloquente comment le principe de cohérence peut être utilisé avec succès pour atteindre nos objectifs de remise en forme et de bien-être. En s'engageant publiquement envers nos aspirations et en trouvant un soutien solide, nous pouvons transformer nos habitudes et nos comportements, ce qui nous rapproche ainsi un peu plus chaque jour de la meilleure version de nous-mêmes.

Chapitre 5 :

Reprise en douceur

I. L'Importance de la Reprise en Douceur

Dans ce chapitre, nous touchons au cœur d'une leçon cruciale : l'importance de la reprise en douceur lorsqu'on se lance dans une nouvelle routine sportive. Bien que l'enthousiasme initial puisse pousser à vouloir s'entraîner intensément dès le départ, il est essentiel de comprendre les risques liés à une approche brutale, tant sur le plan physique que mental. Nous allons explorer pourquoi la progressivité et la prudence sont des alliées précieuses sur le chemin de la remise en forme.

1. *L'histoire d'une reprise brutale :*

Prenons l'exemple de Sarah, une femme déterminée à retrouver sa forme physique après une période de sédentarité prolongée. Animée par un désir ardent de transformation, elle décide de se lancer dans une routine d'exercice intensive, couplée à un régime alimentaire drastique. Passant d'un mode de vie sédentaire à des séances d'entraînement intenses et à une restriction calorique sévère, elle s'attendait à des résultats rapides et spectaculaires. Cependant, après seulement quelques séances d'entraînement épuisantes et des journées marquées par des repas très restreints, elle se retrouve confrontée à une réalité brutale. Son corps, mal préparé à un tel choc, réagit par une fatigue extrême, des courbatures lancinantes et un moral en berne. Incapable de maintenir le rythme insoutenable qu'elle s'était imposé, elle abandonne rapidement son programme de remise en forme, se sentant démotivée et découragée. De plus, les effets du régime draconien qu'elle avait suivi se font ressentir rapidement, avec une reprise de poids rapide et frustrante.

2. *Comparaison avec une reprise en douceur :*

Contrastons maintenant l'histoire de Sarah avec celle de Marie, que nous avons rencontrée dans le premier chapitre. Consciente de l'importance d'une approche progressive et équilibrée, Marie a choisi de reprendre le sport en douceur, sans se précipiter. Plutôt que de se lancer dans des séances d'entraînement intenses dès le départ, Marie a opté pour une approche modérée, intégrant des activités physiques légères dans sa routine quotidienne. Ajustant également son alimentation pour privilégier des choix nutritifs et équilibrés, Marie a suivi un plan réaliste et durable. Au fil des semaines, elle a progressivement augmenté l'intensité de ses séances d'entraînement, en écoutant attentivement les signaux de son corps. Cette approche prudente lui a permis de maintenir sa motivation, d'éviter les blessures et de constater des progrès constants dans sa forme physique et son bien-être général.

3. *L'importance de la régularité :*

En analysant ces deux histoires, nous mettons en avant un principe fondamental : la régularité est la clé de la réussite dans toute entreprise sportive. Il est préférable de privilégier des séances courtes et régulières plutôt que des entraînements intenses et espacés. La constance permet au corps de s'adapter progressivement aux nouvelles exigences, réduisant ainsi les risques de blessures et de découragement.

II. Les Dangers d'une Reprise Brutale

Une reprise brutale du sport peut sembler tentante, car elle offre la perspective d'un changement rapide. Cependant, plonger tête baissée dans un régime draconien et des séances d'entraînement intenses peut s'avérer contre-productif, voire dangereux, pour votre santé physique et mentale. Lorsque l'on adopte une approche extrême, les risques de blessures augmentent considérablement. Les muscles et les articulations, qui ne sont plus habitués à un tel niveau d'effort, sont plus vulnérables aux tensions, aux entorses et aux déchirures. De plus, le corps a besoin de temps pour s'adapter aux nouvelles demandes physiques, et une reprise brutale ne laisse pas cette opportunité.

En parallèle, un régime drastique peut entraîner des carences nutritionnelles et des déséquilibres métaboliques. Réduire drastiquement les calories peut causer une fatigue extrême, une faiblesse musculaire et une baisse de l'énergie, ce qui rend les séances d'entraînement encore plus difficiles à tolérer. De plus, les régimes restrictifs peuvent avoir un impact négatif sur la santé mentale, en alimentant des sentiments de frustration, de privation et même de dépression. Nous pouvons également observer un phénomène de surcompensation, où une personne qui s'engage dans une reprise brutale du sport peut se sentir poussée à compenser l'intensité de l'entraînement par une alimentation excessive. Cela peut entraîner des comportements alimentaires compulsifs, des troubles de l'alimentation et un cycle perpétuel de culpabilité et de honte.

Enfin, les conséquences psychologiques d'une reprise brutale ne doivent pas être sous-estimées. Lorsque les résultats ne sont pas immédiats ou que les attentes ne sont pas satisfaites, il est facile de perdre sa motivation et de renoncer à ses objectifs. La déception et le découragement peuvent s'installer rapidement, entraînant un abandon complet du programme d'entraînement et un retour aux anciennes habitudes de vie. Il est donc essentiel de reconnaître les dangers d'une reprise brutale du sport et de privilégier une approche progressive et équilibrée. En adoptant une démarche patiente et respectueuse de votre corps, vous maximisez vos chances de succès à long terme et préservez votre bien-être physique et mental.

III. La Clé de la Régularité

La régularité consiste à maintenir une pratique sportive constante au fil du temps. Cela signifie s'engager dans une activité physique de manière cohérente, que ce soit quotidiennement ou plusieurs fois par semaine. Cette approche, bien que moins intense que des séances sporadiques et intenses, offre des avantages durables pour la santé physique et mentale.

Prenons l'exemple d'une personne qui décide de commencer à courir pour améliorer sa santé. Elle opte pour des séances de course de 20 minutes trois fois par semaine. Au début, elle peut trouver difficile de s'engager régulièrement, mais au fil du temps, cette routine devient une habitude intégrée à son emploi du temps. Elle commence à ressentir les bienfaits de cette pratique régulière sur son niveau d'énergie, son humeur et sa santé physique générale.

La régularité est cruciale pour maintenir les progrès et les bénéfices de la pratique sportive. En s'engageant régulièrement, le corps s'adapte et se renforce progressivement, ce qui conduit à des améliorations durables de la santé et du bien-être. Ne pas maintenir cette régularité peut entraîner un retour en arrière des progrès réalisés et une diminution de la motivation.

Pour maintenir la régularité dans la pratique sportive, voici quelques conseils pratiques :

- *Établissez un planning* : Planifiez vos séances d'entraînement à l'avance et intégrez-les dans votre emploi du temps quotidien.

- *Trouvez du plaisir dans l'exercice* : Choisissez des activités physiques que vous appréciez, ce qui rendra plus facile de s'y tenir.

- *Variez vos séances* : Alternez entre différents types d'exercices pour éviter l'ennui et stimuler votre motivation.

- Fixez-vous des objectifs réalisables : Définissez des objectifs réalistes et mesurables pour vous-même, ce qui vous aidera à rester motivé et engagé.

- **Les erreurs à éviter :**

- Ne pas planifier vos séances d'entraînement à l'avance.

- Se fixer des objectifs irréalistes qui peuvent mener à la frustration.

- Ignorer les signaux de surmenage ou de fatigue, ce qui peut entraîner des blessures.

Comment vérifier que cette étape est atteinte ?

Vous pouvez vérifier que vous maintenez une pratique sportive régulière en gardant un journal d'entraînement où vous enregistrez vos séances et vos progrès. Vous pouvez également vous auto-évaluer en observant votre niveau d'énergie, votre humeur et vos performances physiques au fil du temps.

IV. Soyez régulier dans votre programme sportif

La régularité est la pierre angulaire de tout programme sportif efficace. Nous allons discuter de la manière dont la régularité peut améliorer votre condition physique, votre santé mentale et votre bien-être général.

Prenons l'exemple d'une personne qui décide de s'entraîner intensivement pendant le week-end, mais qui reste inactive le reste de la semaine. Cette approche peut entraîner des blessures, une fatigue excessive et un manque de progrès significatifs.

Pourquoi est-ce important de passer cette étape ?

En adoptant une approche régulière de l'entraînement, vous maintenez votre corps dans un état de stimulation constante, favorisant ainsi la croissance musculaire, l'amélioration de la condition cardiovasculaire et la combustion des graisses. Si vous ne suivez pas cette recommandation, vous risquez de stagner dans vos progrès et de compromettre votre motivation à long terme.

Pour intégrer la régularité dans votre routine, voici quelques conseils pratiques :

- Établissez un calendrier d'entraînement hebdomadaire et tenez-vous-y.

- Choisissez des activités que vous aimez et que vous pouvez facilement intégrer dans votre emploi du temps.

- Variez vos séances pour éviter l'ennui et stimuler votre corps de différentes manières.

- **Les erreurs à éviter :**

- Ne pas planifier vos séances d'entraînement à l'avance.

- Se fixer des objectifs irréalistes en termes de fréquence et d'intensité.

- Ignorer les signes de fatigue et de surmenage.

Vous pouvez évaluer votre niveau de régularité en notant vos séances d'entraînement dans un journal ou une application dédiée. Si vous avez réussi à maintenir un programme d'entraînement cohérent pendant plusieurs semaines, vous êtes sur la bonne voie.

Chapitre 6 :

Les bases de l'alimentation

Notre objectif dans ce chapitre est de vous fournir les bases nécessaires pour comprendre quelles habitudes il vous faut prendre pour atteindre vos objectifs de perte de poids sans vous perdre dans les détails. Beaucoup associent souvent la perte de poids à une simple équation de calories : consommer moins de calories que vous n'en brûlez. Cependant, la réalité est bien plus nuancée que cela. Tous les aliments ne sont pas créés égaux. Peut-être avez-vous déjà entendu parler des termes "calories vides" et "calories riches", mais qu'est-ce que cela signifie réellement ?

Prenons l'exemple de deux personnes qui consomment 2000 calories par jour. La première personne, disons, se régale d'un kebab accompagné d'une boisson gazeuse sucrée, totalisant environ 2000 calories. D'un autre côté, un athlète consomme également 2000 calories, mais provenant d'aliments riches en nutriments tels que des protéines maigres, des légumes et des grains entiers. La différence réside dans la qualité des calories : celles de l'athlète sont riches en nutriments essentiels, tandis que celles du premier exemple sont principalement des calories vides, fournissant peu ou pas de valeur nutritive.

Pour illustrer davantage ce point, prenons deux personnes au réveil : l'une d'elles opte pour un petit déjeuner composé de céréales sucrées et d'un café sucré, tandis que l'autre prépare des œufs brouillés avec des légumes et une tranche de pain complet. Quelques heures plus tard, celui qui a consommé des céréales se retrouve à court d'énergie et cherche des snacks sucrés pour combler le vide, tandis que celui qui a choisi un petit déjeuner riche en protéines et en fibres se sent rassasié et plein d'énergie.

L'essentiel est d'éviter les sucres transformés présents dans de nombreux aliments transformés. Oubliez les boissons sucrées, les bonbons et les snacks, et privilégiez plutôt des aliments riches en protéines, en fibres et en bons glucides. Optez pour des fruits frais au lieu de desserts sucrés et choisissez des légumes crus ou cuits à la vapeur pour vos repas.

Une autre erreur courante est d'adopter un régime très restrictif dès le début. Il est tentant de se lancer dans un régime draconien pour voir des résultats rapides, mais cette approche est rarement durable. Il est préférable d'adopter progressivement de meilleures habitudes alimentaires, en remplaçant progressivement les aliments transformés par des options plus saines et en trouvant un équilibre qui convient à votre style de vie. Par exemple, au lieu d'une tartine avec du Nutella, vous pouvez opter pour des œufs au plat avec une tranche de pain complet et une pomme. Pour le dîner, remplacez la baguette avec de la sauce par 100 à 200 grammes de pâtes complètes avec une sauce légère et une source de protéines comme du poulet.

Souvenez-vous, il est essentiel de ne pas se frustrer et d'adopter progressivement un mode de vie sain et équilibré. En incorporant régulièrement de l'activité physique à votre routine, vous facilitez également le processus de perte de poids en brûlant des calories supplémentaires et en renforçant votre métabolisme.

I. Comprendre les Concepts Clés de l'Alimentation Équilibrée

Pour comprendre les différents concepts autour de l'alimentation, gardez en tête qu'il ne faut pas se borner sur le système des calories. Nous allons explorer les bases essentielles de l'alimentation équilibrée, en mettant en lumière les pièges courants que beaucoup rencontrent lorsqu'ils essaient de perdre du poids. Vous serez ainsi en mesure de transformer votre relation avec la nourriture et d'adopter des habitudes alimentaires plus saines et plus durables.

Nous commencerons par déconstruire le mythe selon lequel la seule préoccupation en matière de perte de poids est de compter les calories. Nous examinerons de près la notion de "calories vides" contre les "calories riches" et comment cette distinction influence votre santé et vos objectifs de perte de poids. Prenons l'exemple d'une personne qui cherche à perdre du poids en limitant simplement son apport calorique, en choisissant des aliments transformés pauvres en nutriments mais riches en calories. Comparons cela à une personne qui opte pour des aliments riches en nutriments, tels que des légumes, des fruits et des protéines maigres, même si cela signifie un apport calorique similaire. Nous verrons comment cette différence peut avoir un impact significatif sur la satiété, l'énergie et les résultats de perte de poids.

Faire la distinction entre les "calories vides" et les "calories riches" vous permettra de prendre des décisions alimentaires plus intelligentes et bénéfiques pour votre santé. Ignorer cette distinction peut entraîner une alimentation déséquilibrée, une faible énergie et des difficultés à atteindre vos objectifs de perte de poids. Pour surmonter cette étape, nous vous fournirons des conseils pratiques pour choisir des aliments riches en nutriments et éviter les pièges des aliments transformés. Nous explorerons des stratégies pour incorporer plus d'aliments entiers, tels que des fruits, des légumes, des protéines maigres et des grains entiers, dans votre alimentation quotidienne.

Nous soulignerons également l'importance de l'équilibre et de la modération dans votre alimentation. Plutôt que de se priver complètement de certains aliments, nous mettrons l'accent sur la notion de plaisir modéré, en vous montrant comment intégrer vos aliments préférés de manière raisonnable dans votre alimentation sans compromettre vos objectifs de perte de poids.

- **Les erreurs à éviter :**

Une erreur commune à éviter est de se concentrer uniquement sur la réduction des calories sans tenir compte de la qualité des aliments consommés. Nous vous aiderons à reconnaître ces pièges et à adopter une approche plus équilibrée de la perte de poids.

Rappel des points principaux :

- Toutes les calories ne sont pas égales ; faites la distinction entre les "calories vides" et les "calories riches".

- Privilégiez les aliments riches en nutriments tels que les fruits, les légumes, les protéines maigres et les grains entiers.

- Adoptez une approche équilibrée et modérée de l'alimentation pour des résultats durables et une meilleure santé globale.

Dans la prochaine partie, nous explorerons en détail les stratégies pratiques pour mettre en œuvre ces concepts dans votre alimentation quotidienne. Préparez-vous à découvrir comment créer des repas équilibrés et délicieux pour atteindre vos objectifs de perte de poids et de bien-être.

II. Pratique de l'Alimentation Équilibrée

Maintenant que nous avons exploré les concepts essentiels et les stratégies de base, passons à la mise en pratique de l'alimentation équilibrée. Cette partie sera une immersion dans des conseils pratiques et des actions concrètes pour intégrer des choix alimentaires sains dans votre vie quotidienne.

Pour commencer, il est très important de réfléchir à la planification des repas. Cela peut sembler fastidieux, mais une planification minutieuse peut vous aider à éviter les tentations de dernière minute et à vous assurer que vos repas sont bien équilibrés. Prenez le temps chaque semaine pour planifier vos repas et établir une liste d'achats en fonction des aliments riches en nutriments que vous souhaitez intégrer dans votre alimentation. Une fois que vous avez planifié vos repas, passez à la préparation. Préparez des portions individuelles de repas sains que vous pouvez congeler ou réfrigérer pour les jours à venir. Cela vous permettra d'avoir des repas sains à portée de main, même lorsque vous êtes pressé.

Lorsque vous préparez vos repas, gardez à l'esprit l'équilibre entre les différents groupes alimentaires. Assurez-vous que chaque repas contient une source de protéines maigres, des glucides complexes et des graisses saines. Par exemple, pour un premier repas équilibré vous pourriez utiliser du poulet grillé, du quinoa et des légumes rôtis. Cela vous fournira les nutriments nécessaires pour vous sentir rassasié et énergisé. Pensez également à rester hydraté tout au long de la journée. Buvez suffisamment d'eau pour maintenir une hydratation optimale. Évitez les boissons sucrées et les sodas, qui peuvent ajouter des calories vides à votre alimentation. Optez plutôt pour de l'eau, du thé non sucré ou des infusions de fruits pour rester hydraté et en bonne santé.

En plus de planifier et de préparer vos repas, il est important de rester flexible dans votre approche de l'alimentation. Ne vous punissez pas si vous faites un écart occasionnel de votre plan alimentaire. L'important est de revenir sur la bonne voie dès que possible et de continuer à travailler vers vos objectifs de bien-être. Enfin, rappelez-vous que l'exercice joue également un rôle crucial dans une alimentation équilibrée. Intégrez régulièrement l'activité physique dans votre routine quotidienne pour brûler des calories supplémentaires, renforcer votre métabolisme et améliorer votre santé cardiovasculaire. Trouvez des activités que vous aimez, comme la marche, la natation, le yoga ou la danse, et faites-en une partie régulière de votre vie.

En résumé, la pratique de l'alimentation équilibrée nécessite de la planification, de la préparation et de la flexibilité. En adoptant une approche proactive de votre alimentation, vous pouvez atteindre vos objectifs de bien-être et vivre une vie plus saine et plus épanouie. Alors, prenez les rênes de votre alimentation et commencez dès aujourd'hui à suivre une alimentation équilibrée qui vous soutiendra dans vos efforts de perte de poids et de bien-être général.

III. Équilibrer l'Alimentation et l'Exercice : La Clé du Succès

Maintenant que nous avons exploré les bases de l'alimentation équilibrée, il est temps d'aborder un aspect tout aussi crucial de la santé : l'activité physique. Cette quatrième partie mettra en lumière l'importance de combiner une alimentation équilibrée avec un programme d'exercices adapté pour des résultats optimaux en matière de perte de poids et de bien-être général. Lorsqu'il s'agit de perdre du poids et de maintenir une bonne santé, l'alimentation et l'exercice vont de pair. Imaginez votre corps comme une voiture : une alimentation équilibrée fournit le carburant nécessaire, tandis que l'exercice est le moteur qui le fait fonctionner de manière optimale. Sans les deux, cela pourrait nuire à votre santé et vos objectifs de perte de poids.

Prenons l'exemple d'une personne qui adopte une alimentation saine mais néglige l'activité physique. Bien qu'elle puisse perdre du poids initialement grâce à ses choix alimentaires, elle peut rencontrer des difficultés à maintenir sa perte de poids à long terme. De plus, son niveau d'énergie peut être affecté et elle peut ressentir un manque de tonus musculaire et de force. D'un autre côté, une personne qui s'engage dans un programme d'exercices régulier mais qui ne fait pas attention à son alimentation peut tout aussi bien rencontrer des obstacles à ses objectifs de perte de poids. Bien que l'exercice puisse brûler des calories et améliorer la condition physique, une alimentation déséquilibrée peut annuler ces bénéfices en fournissant des calories vides et des nutriments insuffisants.

Pour maximiser les avantages de votre programme de perte de poids, il vous faut trouver un équilibre entre alimentation et exercice. Commencez par choisir des activités physiques que vous aimez et qui correspondent à votre niveau de forme physique. Que ce soit la marche, la course à pied, la natation, le cyclisme ou le yoga, l'essentiel est de trouver des activités que vous appréciez et que vous pouvez maintenir à long terme. En plus de l'exercice cardiovasculaire, n'oubliez pas d'incorporer également des exercices de renforcement musculaire dans votre routine. Le renforcement musculaire peut vous aider à brûler des calories, à améliorer votre métabolisme et à tonifier votre corps pour une silhouette plus ferme et plus sculptée.

Un bon exemple pour illustrer l'importance de l'équilibre entre l'alimentation et l'exercice est celui d'une personne qui commence à suivre un régime alimentaire équilibré et à faire de l'exercice régulièrement. Au fil du temps, elle constate une amélioration de sa santé générale, une perte de poids durable et une augmentation de son niveau d'énergie et de sa confiance en elle.

L'équilibre entre alimentation et exercice est essentiel pour des résultats durables en matière de perte de poids. En combinant une alimentation équilibrée avec un programme d'exercices adapté, vous pouvez maximiser vos efforts de perte de poids, améliorer votre santé et vivre une vie plus épanouie et plus saine. Alors, prenez soin de votre corps en nourrissant et en bougeant, puis observez les transformations positives qui en résultent !

Chapitre 7 :

Les excuses, votre pire ennemi

I. Identifier les Excuses

Voyons ensemble les excuses les plus courantes qui peuvent entraver votre engagement dans une routine d'exercice régulière. Bien souvent, ces excuses semblent légitimes, mais en regardant de plus près, on réalise qu'elles ne sont que des obstacles mentaux à surmonter pour atteindre vos objectifs de santé et de bien-être.

L'une des excuses les plus fréquentes est le "manque de temps". Beaucoup d'entre nous vivent des vies trépidantes, jonglant entre le travail, la famille et les obligations sociales, ce qui laisse peu de place pour l'exercice. Réaliser ne serait-ce que quelques minutes d'activité physique par jour peuvent faire une grande différence. En trouvant seulement 15 à 20 minutes par jour pour une séance d'exercice rapide, vous pouvez déjà améliorer votre santé et votre condition physique de manière significative.

Une autre excuse courante est la "fatigue". Après une journée chargée, il est tentant de se laisser aller au repos plutôt que de s'engager dans une activité physique. Cependant, vous devez comprendre que l'exercice peut en fait augmenter votre niveau d'énergie et réduire cette fatigue. En libérant des endorphines, les hormones du bonheur, l'exercice peut vous donner un regain d'énergie et améliorer votre humeur, ce qui vous fait sentir plus dynamique et revigoré.

Le coût est également souvent cité comme une excuse pour ne pas faire d'exercice. Les abonnements de salle de sport peuvent sembler coûteux, tout comme l'achat d'équipement d'exercice à domicile. De nos jours, il existe de nombreuses options d'exercice gratuites ou peu coûteuses disponibles. La marche, le jogging en plein air, ou même des séances d'entraînement à domicile avec des vidéos en ligne peuvent être des alternatives abordables et efficaces pour rester actif.

Enfin, le "manque de motivation" est une excuse fréquemment invoquée pour ne pas faire d'exercice. Il peut être difficile de se motiver à s'entraîner régulièrement, surtout si l'on se sent fatigué ou démotivé. Cependant, il est important de comprendre que la motivation n'est pas quelque chose qui vient nécessairement naturellement. Elle peut être cultivée et entretenue par des stratégies telles que la fixation d'objectifs réalistes, la recherche de soutien social, et la création d'une routine d'exercice qui vous convient. Ces excuses ne sont que des barrières mentales qui peuvent être surmontées avec un peu de détermination et de planification.

II. Ces excuses fréquentes sont infondées

Nous allons vous présenter les excuses les plus fréquentes qui peuvent vous empêcher de commencer une routine d'exercice régulière. Nous démonterons chaque excuse en fournissant des arguments solides pour montrer qu'il est tout à fait possible de trouver du temps et de l'énergie pour s'engager dans une activité physique quotidienne, même avec un emploi du temps chargé.

Manque de temps : Il est courant de penser que l'exercice nécessite beaucoup de temps, ce qui peut dissuader beaucoup de gens de commencer. Pourtant même de courtes séances d'exercice peuvent apporter des avantages significatifs à votre santé. En effet, quelques minutes d'activité physique par jour peuvent améliorer votre santé cardiovasculaire, renforcer vos muscles, et augmenter votre niveau d'énergie. Trouver 15 à 20 minutes par jour pour l'exercice peut être aussi simple que de marcher rapidement pendant votre pause déjeuner ou de faire une séance d'entraînement rapide à la maison avant le travail. L'essentiel est de faire de l'exercice une priorité et de l'intégrer dans votre emploi du temps quotidien.

Fatigue : La fatigue est une excuse courante pour éviter l'exercice, mais il est important de comprendre que l'exercice peut en fait vous aider à combattre la fatigue et à augmenter votre niveau d'énergie. Lorsque vous vous engagez dans une activité physique, votre corps libère des endorphines, des hormones du bonheur, qui peuvent vous aider à vous sentir plus énergique et plus alerte. De plus, l'exercice régulier peut améliorer la qualité de votre sommeil, vous aidant à vous réveiller plus rafraîchi et plus revitalisé. Ainsi, plutôt que de laisser la fatigue vous retenir, faites de l'exercice une priorité et vous constaterez peut-être que cela vous donne le coup de pouce d'énergie dont vous avez besoin pour affronter votre journée.

Coût : Beaucoup de gens pensent que l'exercice coûte cher, en particulier lorsqu'ils envisagent de s'inscrire à une salle de sport ou d'acheter des équipements d'exercice coûteux.

Cependant, il existe de nombreuses façons abordables de rester actif, que ce soit en marchant ou en faisant du jogging dans un parc local, en suivant des vidéos d'exercice gratuites en ligne, ou en utilisant des équipements d'exercice simples tels que des haltères ou des bandes de résistance à la maison. De plus, de nombreuses communautés offrent des programmes d'exercice gratuits ou à faible coût, tels que des cours de yoga en plein air ou des séances de bootcamp dans les parcs locaux. En trouvant des moyens abordables de rester actif, vous pouvez prendre soin de votre santé sans vous ruiner.

Manque de motivation : La motivation peut fluctuer, mais elle ne devrait pas être un obstacle à l'exercice. Plutôt que d'attendre d'être motivé, cultivez la discipline personnelle en créant une routine d'exercice régulière. Commencez par fixer des objectifs réalistes et atteignables, puis planifiez des séances d'exercice régulières dans votre emploi du temps. En vous engageant à faire de l'exercice même lorsque vous n'en avez pas envie, vous renforcez votre engagement envers votre santé et votre bien-être. De plus, en trouvant des activités physiques que vous appréciez, vous pouvez rendre l'exercice plus agréable et plus motivant, ce qui rend plus facile de rester sur la bonne voie même lorsque la motivation est faible.

III. La procrastination, un jeu dangereux

La procrastination, cette tendance à remettre à plus tard les actions importantes, peut devenir un obstacle majeur sur le chemin de la réalisation de nos objectifs de bien-être. Nous allons découvrir ensemble les conséquences qu'elle peut avoir sur notre santé physique et mentale.

La procrastination, bien qu'elle puisse sembler anodine au départ, peut rapidement devenir un cercle vicieux. Chaque instant de report de nos bonnes intentions se transforme en une barrière supplémentaire entre nous et nos objectifs. Lorsque nous repoussons constamment nos séances d'exercice à plus tard, nous risquons de glisser dans un état d'inaction chronique, où le simple fait de commencer devient de plus en plus difficile. La procrastination est souvent alimentée par des sentiments d'anxiété, de doute de soi et de peur de l'échec. Nous nous disons que nous ne sommes pas prêts, que nous n'avons pas le temps, ou que nous ne sommes pas assez en forme pour commencer. Ces pensées négatives nous emprisonnent dans un état de stagnation, nous empêchant de progresser vers une meilleure santé et un bien-être général.

Le danger de la procrastination réside dans son effet cumulatif. Chaque jour de procrastination nous éloigne un peu plus de nos objectifs, nous laissant avec un sentiment de regret et de frustration. Plus nous procrastinons, plus il devient difficile de briser ce cycle et de reprendre le contrôle de notre vie.

Sur le plan de la santé physique, la procrastination peut avoir des conséquences graves. En repoussant régulièrement nos séances d'exercice, nous risquons de compromettre notre forme physique et d'augmenter notre risque de développer des maladies chroniques telles que l'obésité, le diabète et les maladies cardiovasculaires. De plus, le manque d'activité physique peut entraîner une perte de masse musculaire, une diminution de la densité osseuse et une diminution de l'endurance, affaiblissant ainsi notre corps et compromettant notre qualité de vie à long terme.

Sur le plan mental, la procrastination peut engendrer un cercle vicieux de stress, d'anxiété et de dépression. Le report constant des engagements peut nous laisser avec un sentiment d'insatisfaction et de culpabilité, sapant notre estime de soi et notre confiance en nos capacités. De plus, le fait de ne pas atteindre nos objectifs renforce notre tendance à procrastiner, créant ainsi un cycle négatif difficile à briser.

Reconnaître les dangers de la procrastination est une des premières choses à faire, ainsi que prendre des mesures pour surmonter cette habitude néfaste. En cultivant une discipline personnelle et en adoptant une approche proactive de notre bien-être, nous pouvons surmonter les obstacles de la procrastination et réaliser nos aspirations de santé et de bonheur.

IV. Passer à l'action

C'est le moment de vous expliquer les stratégies pratiques pour surmonter les excuses et passer à l'action. Il est temps de prendre les rênes de votre santé et de votre bien-être en main, en surmontant les obstacles qui se dressent sur votre chemin vers une vie plus active et épanouissante.

1. Identification des Barrières Mentales : La première étape pour surmonter les excuses est de les identifier. Prenez le temps de réfléchir aux raisons qui vous retiennent de vous engager dans une routine d'exercice régulière. Est-ce le manque de temps, la fatigue, le manque de motivation, ou d'autres facteurs ? Identifiez ces barrières mentales pour mieux les affronter.

2. Fixation d'Objectifs Réalistes : Établissez des objectifs clairs et réalisables pour votre pratique sportive. Que ce soit de marcher 30 minutes par jour, de faire du yoga trois fois par semaine, ou de commencer un programme d'entraînement à domicile, assurez-vous que vos objectifs sont adaptés à votre niveau de forme actuel et à vos contraintes personnelles.

3. Création d'une Routine : Intégrez l'exercice dans votre quotidien en créant une routine. Bloquez du temps dans votre emploi du temps pour l'activité physique, de la même manière que vous le feriez pour une réunion ou un rendez-vous important. Faites de l'exercice à des moments où vous êtes le plus susceptible de vous y tenir, que ce soit le matin, à midi ou le soir.

4. Exploration des Options : Ne limitez pas votre pratique sportive à une seule activité. Explorez différentes options pour trouver ce qui vous convient le mieux. Que ce soit la marche, la course, la natation, le vélo, le yoga, la danse ou toute autre forme d'exercice, trouvez ce qui vous passionne et vous motive à bouger.

5. Entraînement Progressif : Commencez lentement et progressez graduellement. Ne vous mettez pas la pression pour des performances exceptionnelles dès le début. L'important est de rester constant et de s'améliorer progressivement au fil du temps.

6. Soutien : Trouvez un partenaire d'entraînement ou rejoignez une communauté qui vous soutiendra dans votre parcours. Avoir quelqu'un avec qui partager vos succès et vos défis peut vous aider à rester motivé et responsable.

- **Les erreurs à éviter :**

- Trop d'ambition dès le départ : Évitez de vous fixer des objectifs irréalistes qui pourraient vous décourager rapidement. Commencez petit et construisez progressivement.
- Laisser les excuses prendre le dessus : Ne laissez pas les excuses prendre le contrôle de votre vie. Identifiez-les et confrontez-les avec détermination.

Pour vérifier que vous avez surmonté les excuses et que vous êtes prêt à passer à l'action, prenez un moment pour réfléchir à vos objectifs et à vos engagements en matière d'exercice. Réalisez-vous des progrès vers vos objectifs ? Ressentez-vous une augmentation de votre énergie et de votre motivation à bouger davantage ? Si oui, félicitations, vous êtes sur la bonne voie !

Maintenant que vous avez les outils et les conseils nécessaires pour surmonter les excuses et passer à l'action, il est temps de mettre ces enseignements en pratique.

Chapitre 8 :

Exemples d'exercices

I. Pourquoi commencer avec des séances de 15 à 30 minutes par jour ?

Commencer un programme d'exercice peut souvent sembler écrasant, surtout pour ceux qui n'ont pas l'habitude de faire du sport régulièrement ou qui mènent des vies très chargées. Mais vous allez-voir qu'il est avantageux de démarrer avec des séances courtes de 15 à 30 minutes par jour. Lorsqu'on envisage de se mettre au sport, il est naturel d'être tenté de se lancer tête baissée dans des séances d'entraînement prolongées ou des séances intensives à la salle de sport. Cependant, pour de nombreuses personnes, cela peut rapidement devenir intimidant et difficile à maintenir sur le long terme. C'est là que réside la première clé du succès :commencer petit, mais régulier.

Imaginons la vie trépidante de Marie, une jeune professionnelle débordée. Entre les réunions, les délais serrés et les engagements sociaux, elle a du mal à trouver du temps pour elle-même, encore moins pour se lancer dans un programme d'exercice rigoureux. Pourtant, elle ressent le besoin de prendre soin de son corps et de sa santé. C'est là qu'intervient l'importance de démarrer avec des séances courtes. En optant pour des sessions de 15 à 30 minutes par jour, Marie peut facilement intégrer l'exercice dans son emploi du temps chargé. Plutôt que de se sentir submergée par l'idée de devoir consacrer des heures à la salle de sport, elle peut se fixer des objectifs réalisables et atteignables au quotidien. Non seulement des séances courtes sont plus faciles à intégrer dans un emploi du temps chargé, mais elles permettent également de réduire la pression et l'anxiété associées à l'exercice. Pour quelqu'un comme Marie, qui n'a pas une expérience préalable en sport, cette approche douce lui permet de s'engager progressivement sans se sentir dépassée. En plus de sa vie intense, Marie se sent également intimidée par l'idée de se rendre à la salle de sport sans savoir exactement quoi faire. Elle n'a jamais été une sportive et se sent mal à l'aise face à l'idée de se retrouver entourée de personnes en pleine forme et expertes en fitness. Pourtant, elle est déterminée à prendre soin de sa santé.

Ainsi, le choix de commencer par des séances courtes à domicile ou dans un environnement familier lui permet de se sentir en confiance et à l'aise. Elle peut démarrer avec des exercices simples et progressivement augmenter l'intensité à mesure qu'elle gagne en confiance et en force.

Commencer avec des séances de 15 à 30 minutes par jour offre une approche progressive et gérable pour ceux qui sont novices en sport. Cela permet de réduire la pression et l'anxiété associées à l'exercice tout en offrant une opportunité d'intégrer le mouvement dans la vie quotidienne. Il existe différents types d'exercices et de formats d'entraînement qui peuvent être adoptés dans ces séances courtes pour maximiser les résultats, c'est ce que nous allons aborder dans la suite.

II. Quoi faire ?

Maintenant que nous avons exploré pourquoi il est bénéfique de débuter avec des séances d'entraînement de courte durée, penchons-nous sur les différentes options d'exercices accessibles pour les débutants débordés. Nous présenterons des méthodes d'entraînement efficaces et adaptées à un emploi du temps chargé, ainsi que des exemples pratiques pour illustrer chaque approche.

Tabata :

Le Tabata, un protocole d'entraînement par intervalles de haute intensité, se distingue par sa brièveté et son efficacité. Le principe est simple : alternance de périodes d'effort intense avec des périodes de repos plus courtes. Cette méthode permet de brûler efficacement des calories, d'améliorer l'endurance cardiovasculaire et de stimuler le métabolisme, le tout en peu de temps.

Par exemple, un entraînement Tabata pourrait inclure des exercices tels que les burpees, les squats sautés, les pompes, et les mountain climbers. Pendant 20 secondes, vous effectuez l'exercice à haute intensité, suivi de 10 secondes de repos. Répétez cet intervalle de travail et de repos pendant 4 minutes au total, soit 8 cycles.

Principe EMOM (Every Minute on the Minute) :

Le principe EMOM, popularisé par le crossfit, consiste à effectuer un certain nombre de répétitions d'un exercice donné à chaque minute pendant une durée déterminée.

Cette méthode permet de travailler à son propre rythme tout en se défiant à chaque nouvelle minute.

Vous pourriez donc choisir un exercice comme les fentes ou les jumping jacks et vous engager à en faire 10 à chaque début de minute pendant 10 minutes. Le temps restant dans chaque minute sert de temps de repos. Cette approche favorise un travail constant et une amélioration progressive de la force et de l'endurance.

<u>Format optimal d'entraînement :</u>

Un autre aspect crucial à considérer est le format optimal des séances d'entraînement. Pour maximiser les bénéfices en un minimum de temps, un format de 30 à 40 secondes de travail suivi de 20 à 30 secondes de repos semble être une option efficace. Ce format permet de maintenir un rythme soutenu tout en permettant une récupération adéquate entre les exercices.

Par exemple, un entraînement de type circuit peut inclure des exercices tels que les squats, les pompes, les fentes et les burpees, avec 30 secondes de travail pour chaque exercice et 20 secondes de repos entre chaque. Répétez ce circuit pendant 20 à 30 minutes pour un entraînement complet et efficace.

<u>Utilisation de vidéos YouTube :</u>

Enfin, pour ceux qui préfèrent être guidés dans leurs séances d'entraînement, les vidéos YouTube offrent une multitude d'options. Des programmes d'entraînement spécifiques ciblant différentes parties du corps sont disponibles gratuitement et peuvent être suivis à tout moment et en tout lieu, avec peu ou pas d'équipement nécessaire. Il suffit de choisir une vidéo adaptée à vos objectifs et à votre niveau de forme physique, et de suivre les instructions du coach virtuel.

Comme nous l'avons vu, il existe de nombreuses options d'entraînement efficaces et pratiques pour les débutants débordés. Que vous optiez pour le Tabata, le principe EMOM, un format d'entraînement spécifique, ou des vidéos YouTube, l'essentiel est de trouver ce qui fonctionne pour vous et de vous y tenir. L'engagement régulier dans une routine d'exercice adaptée à votre emploi du temps vous permettra de progresser vers vos objectifs de remise en forme et de bien-être.

III. Meilleur Format d'Entraînement : 30 à 40 Secondes de Travail et le Reste de la Minute de Repos

Voici un format d'entraînement efficace qui peut être adapté à différents niveaux de condition physique : l'entraînement par intervalles. En particulier, nous nous concentrerons sur un format spécifique qui consiste à travailler pendant 30 à 40 secondes, suivis d'une période de repos pour le reste de la minute.

Pourquoi ce format est-il optimal ?

Le format 30/40 est une approche efficace pour maximiser le temps d'entraînement tout en permettant une récupération adéquate. Il permet d'atteindre un équilibre entre l'intensité de l'effort et le temps de récupération, favorisant ainsi des séances d'entraînement efficaces et sécuritaires. En concentrant l'effort sur une courte période, suivie d'une pause active, vous pouvez maintenir une intensité élevée tout en évitant le surmenage.

<u>Exemple de programme d'exercices :</u>

1. Squats

   - Effectuez des squats pendant 30 à 40 secondes, en vous concentrant sur une bonne forme et une amplitude complète des mouvements.

   - Reposez-vous pendant le reste de la minute, en gardant une respiration régulière.

   - Répétez cette séquence pendant 5 à 6 tours

2. Pompes

   - Enchaînez avec des pompes pendant la période de travail, en variant les angles et les niveaux de difficulté si nécessaire.

   - Accordez-vous le reste de la minute pour récupérer et préparer votre prochain tour.

   - Répétez cette série pour un total de 5 à 6 tours.

3. Fentes Alternées

- Alternez les fentes pendant 30 à 40 secondes, en maintenant une posture solide et en travaillant les muscles des jambes et des fessiers.

- Utilisez le temps de repos pour vous étirer légèrement et relâcher la tension musculaire.

- Répétez cette séquence pour 5 à 6 tours.

4. Burpees

- Terminez votre séance avec une série de burpees, en effectuant autant de répétitions que possible pendant 30 à 40 secondes.

- Utilisez le reste de la minute pour récupérer et reprendre votre souffle.

- Répétez cette série pour 5 à 6 tours.

Ce format présente plusieurs avantages. Tout d'abord, il est hautement efficace, car il vous permet de travailler à haute intensité pendant de courtes périodes, favorisant ainsi une combustion efficace des calories et une stimulation du métabolisme. De plus, sa polyvalence en fait une option adaptable à divers exercices et niveaux de condition physique, le rendant accessible à tous. Vous avez également la possibilité de progresser graduellement en augmentant l'intensité et la durée de chaque intervalle à mesure que votre forme physique s'améliore. Enfin, le format 30/40 vous incite à vous donner à fond pendant chaque intervalle, ce qui favorise une concentration soutenue et une motivation constante tout au long de votre séance d'entraînement.

Si vous adoptez le format d'entraînement 30/40, vous pouvez maximiser votre temps d'entraînement et obtenir des résultats significatifs en peu de temps. En combinant intensité et récupération, ce format offre une approche équilibrée et efficace pour améliorer votre condition physique et atteindre vos objectifs de remise en forme. Alors, enfilez vos baskets et préparez-vous à relever le défi !

Chapitre 9 :

Evoluer dans votre programme sportif

I. Exploration des Options : Élargir Votre Horizon Sportif

Après avoir trouvé votre rythme et pris plaisir à pratiquer l'activité physique, il est naturel de se demander quelles autres options s'offrent à vous pour continuer à progresser dans votre parcours de remise en forme. Décider de la meilleure voie à suivre peut être un défi pour vous, mais cela peut aussi être une opportunité excitante d'explorer de nouvelles activités.

Une première option à considérer est de rejoindre un club ou un groupe de sport qui pratique une activité spécifique, comme la danse. La danse offre une excellente combinaison d'activité physique et d'expression artistique, ce qui en fait une option attrayante pour ceux qui recherchent une façon amusante et stimulante de rester en forme. De plus, les cours de danse peuvent être adaptés à différents niveaux de compétence, ce qui les rend accessibles à tous, des débutants aux danseurs expérimentés. En rejoignant un club de danse, vous aurez également l'occasion de rencontrer de nouvelles personnes partageant les mêmes intérêts et de créer des liens sociaux précieux.

Une autre possibilité à explorer est le Crossfit. C'est une méthode d'entraînement de plus en plus populaire qui combine des éléments de l'haltérophilie, de la gymnastique et du cardio. Ce qui distingue le Crossfit, c'est son approche holistique de la condition physique, qui vise à développer une variété de compétences physiques, y compris la force, l'endurance, la flexibilité et la coordination. Les séances de Crossfit sont souvent organisées sous forme de cours en groupe, dirigés par un coach expérimenté qui supervise les exercices et motive les participants à donner le meilleur d'eux-mêmes. Cette approche collective crée un environnement stimulant et encourageant, idéal pour ceux qui recherchent une motivation supplémentaire pour atteindre leurs objectifs de remise en forme. Bien que le Crossfit puisse être un peu plus coûteux que certaines autres options d'entraînement, de nombreux adeptes affirment que les avantages en valent largement la peine.

En explorant ces différentes options, il est important de garder à l'esprit vos propres préférences, objectifs et limites physiques. Choisissez une activité qui vous passionne et qui vous convient sur le plan physique, mais aussi sur le plan mental et émotionnel. Peu importe la direction que vous choisissez, l'essentiel est de rester ouvert aux possibilités et de continuer à vous défier et à progresser dans votre parcours de remise en forme.

II. Les Bienfaits du Crossfit

Le Crossfit, phénomène mondial dans le domaine du fitness, a su s'imposer comme une option attrayante pour ceux en quête de défis physiques et de communauté. L'un des principaux atouts du Crossfit réside dans sa nature de cours collectifs, dispensés sous la supervision attentive d'un coach expérimenté. Cette dynamique de groupe crée un environnement d'entraînement stimulant et motivant, où l'émulation entre participants est source d'encouragement et de dépassement de soi. L'aspect social et relationnel est ainsi largement valorisé, favorisant un sentiment d'appartenance à une communauté engagée dans la recherche de la performance et du bien-être.

Sur le plan physique, le Crossfit offre des avantages considérables. Les séances d'entraînement, intensives et variées, permettent de brûler un nombre important de calories en peu de temps, favorisant ainsi la perte de poids et l'amélioration de la composition corporelle. De plus, la diversité des exercices sollicite de multiples groupes musculaires, ce qui contribue à un renforcement musculaire global et à l'amélioration de la force fonctionnelle.

L'adaptabilité du Crossfit à tous les niveaux de condition physique est un autre point fort. Chaque exercice peut être modifié en fonction des capacités individuelles, permettant ainsi aux débutants de progresser à leur rythme et aux athlètes plus expérimentés de relever de nouveaux défis. Cette variabilité rend ce sport accessible à un large public, des novices aux sportifs confirmés, en passant par les personnes en quête de remise en forme.

En revanche il est vrai que le coût pour la pratique de ce sport est souvent plus élevé que celui des abonnements traditionnels en salle de sport. De plus, l'intensité des séances et l'accent mis sur la performance peuvent être source de risques de blessures, surtout en l'absence d'une technique correcte. Il est donc essentiel de choisir un coach qualifié et de respecter les consignes de sécurité pour minimiser ces risques.

Malgré ces éventuels inconvénients, de nombreux adeptes du Crossfit témoignent de son impact positif sur leur santé et leur bien-être. En offrant un mélange unique d'entraînement physique, de communauté et de défi personnel, le Crossfit représente une option attrayante pour ceux qui recherchent une approche complète et stimulante de la remise en forme.

III. Retour à la salle de sport

Après avoir exploré différentes alternatives sportives, vous pouvez tout à fait considérer un retour à la salle de sport. Cette étape représente souvent une progression logique pour ceux qui cherchent à intensifier leur programme d'entraînement et à atteindre de nouveaux objectifs en matière de condition physique. Revenir à la salle de sport offre une multitude d'avantages, notamment en termes de variété d'équipements, d'environnement motivant et de possibilités d'entraînement.

L'un des principaux avantages de la salle de sport est la disponibilité d'une large gamme d'équipements spécialisés, conçus pour cibler différents groupes musculaires et répondre à divers besoins d'entraînement. Des machines à poids libres aux équipements de cardio-training en passant par les accessoires de renforcement musculaire, la salle de sport offre une panoplie d'outils permettant de diversifier les séances d'entraînement et de progresser dans les objectifs fixés.

En plus de l'accès à une variété d'équipements, la salle de sport offre un environnement propice à la concentration et à la motivation. L'ambiance énergique et dynamique des salles de sport, associée à la présence d'autres membres engagés dans leur propre parcours de remise en forme, crée une atmosphère stimulante qui encourage à se dépasser et à donner le meilleur de soi-même lors des séances d'entraînement.

L'un des aspects les plus importants à considérer lors du retour à la salle de sport est la planification et la structuration des séances d'entraînement. Vous devez concevoir un programme d'entraînement bien équilibré, qui cible tous les principaux groupes musculaires et qui évolue de manière progressive. En général, commencer par trois séances d'entraînement par semaine est une bonne stratégie pour permettre aux muscles de récupérer tout en maximisant les progrès.

Un exemple de programme hebdomadaire pourrait consister en une séance axée sur les membres inférieurs (quadriceps, ischio-jambiers, mollets, fessiers) le lundi, une séance axée sur le haut du corps (pectoraux, biceps, abdominaux) le mercredi, et une séance axée sur le dos, les épaules et les triceps le vendredi. Chaque séance pourrait être complétée par une période de cardio-training pour favoriser la santé cardiovasculaire et brûler des calories supplémentaires.

En plus de la planification des séances d'entraînement, il est également important de prendre en compte l'importance de la récupération. Laisser suffisamment de temps entre les séances permet aux muscles de se réparer et de se renforcer, favorisant ainsi la croissance musculaire et la progression des performances. Par conséquent, il est recommandé de ne pas dépasser quatre séances d'entraînement par semaine, afin de laisser suffisamment de temps pour récupérer adéquatement.

IV. Exemple de programme d'entraînement pour la semaine

Voici un programme d'entraînement structuré pour une semaine, axé sur différents groupes musculaires et combinant cardio et musculation pour une progression optimale.

Lundi - Entraînement des Membres Inférieurs :

Commencez par 20 minutes de cardio pour échauffer votre corps et augmenter votre fréquence cardiaque. Ensuite, passez à votre programme de musculation pour les jambes. Voici quelques exemples d'exercices pour chaque groupe musculaire :

- *Quadriceps* : Squats - Cet exercice polyvalent cible les quadriceps, les ischio-jambiers et les fessiers. Placez une barre sur vos épaules, fléchissez les genoux et descendez en position accroupie, puis revenez à la position debout.

- *Ischio-jambiers* : <u>Soulevé de terre jambes tendues</u> - Tenez une barre avec les mains en pronation, fléchissez les hanches et abaissez le torse tout en gardant les jambes tendues, puis remontez en position debout.

- *Mollets* : <u>Lever de mollets debout</u> - Tenez des poids dans vos mains, levez-vous sur la pointe des pieds en contractant les mollets, puis redescendez lentement.

- *Fessiers* : <u>Fentes</u> - Tenez-vous debout, avancez un pied et abaissez-vous en fléchissant les deux genoux jusqu'à ce que le genou arrière soit presque au sol, puis revenez à la position debout.

Terminez votre séance avec quelques exercices ciblant les abdominaux, comme les crunchs ou les relevés de jambes.

<u>Mercredi - Entraînement du Haut du Corps :</u>

Démarrez votre séance avec 20 minutes de cardio. Ensuite, concentrez-vous sur le travail des pectoraux, des biceps et des abdominaux :

- *Pectoraux* : <u>Développé couché</u> - Allongez-vous sur un banc, tenez une barre ou des haltères au-dessus de votre poitrine, puis abaissez-la lentement vers votre poitrine avant de la pousser vers le haut.

- *Biceps* : <u>Curl biceps</u> - Tenez une barre ou des haltères, fléchissez les coudes pour soulever le poids vers vos épaules, puis abaissez-le lentement.

- *Abdominaux* :   Crunchs - Allongez-vous sur le dos, pliez les genoux et placez les mains derrière la tête, puis soulevez la tête et les épaules du sol en contractant les abdominaux.

Concluez votre séance avec quelques étirements pour aider à détendre les muscles travaillés.

<u>Vendredi - Entraînement du Dos, des Épaules et des Triceps :</u>

Débutez avec 20 minutes de cardio pour préparer votre corps à l'effort. Ensuite, travaillez les muscles du dos, des épaules et des triceps :

- *Dos* :   Tractions - Accrochez-vous à une barre fixe, les paumes tournées vers l'extérieur, puis tirez-vous vers le haut jusqu'à ce que votre menton dépasse la barre.

- *Épaules* :   Développé militaire - Tenez une barre ou des haltères au niveau des épaules, puis poussez le poids vers le haut au-dessus de votre tête en tendant les bras.

- *Triceps* :   Extensions triceps - Tenez une barre ou un haltère derrière votre tête, les coudes pliés, puis étendez les bras pour soulever le poids au-dessus de votre tête.

Terminez votre séance avec des étirements pour favoriser la récupération musculaire et prévenir les courbatures.

En suivant ce programme, assurez-vous de bien respecter les jours de repos entre chaque séance pour permettre à vos muscles de récupérer et de se reconstruire. Commencer par trois séances par semaine est un bon point de départ, et vous pourrez envisager d'ajouter une quatrième séance à mesure que votre condition physique s'améliore et que votre corps s'adapte à l'entraînement.

Visez à effectuer 4 séries par exercice en effectuant entre 6 et 12 répétitions par série. Prenez 2 à 3 minutes de repos entre chaque série pour permettre à vos muscles de récupérer suffisamment pour la série suivante. Cette plage de répétitions et ces temps de repos favoriseront à la fois la force et l'hypertrophie musculaire, ce qui vous aidera à progresser de manière efficace dans votre programme.

Conclusion

Dans notre parcours vers une vie plus saine et plus épanouissante, nous avons exploré une multitude de concepts, conseils et exemples pour vous guider vers le bien-être physique et mental. Cependant, il est temps maintenant de passer à l'action, de mettre en pratique tout ce que vous avez appris.

Souvenez-vous de la première étape : la photo. C'était le point de départ, le moment où vous avez décidé de prendre les rênes de votre santé et de votre bien-être. Cette photo symbolise votre engagement envers vous-même, votre désir de changer et d'atteindre vos objectifs. Ne laissez pas cette motivation initiale s'évaporer dans les méandres de la procrastination. La clé du succès réside dans l'action immédiate. Ne remettez pas à demain ce que vous pouvez commencer dès aujourd'hui. Créez-vous un petit programme d'entraînement basé sur les exemples que nous avons explorés tout au long de ce livre. Que ce soit un programme Tabata, EMOM, ou une séance inspirée des vidéos YouTube, l'important est de commencer.

Il est normal de ressentir de l'appréhension face au changement, mais rappelez-vous que chaque petit pas que vous faites vous rapproche de vos objectifs. Adoptez une mentalité de croissance, soyez patient avec vous-même et croyez en votre capacité à progresser. N'oubliez pas que la constance est la clé du succès. Créez une routine, un rituel quotidien qui vous permettra de maintenir votre engagement sur le long terme. Ce ne sera peut-être pas toujours facile, mais les résultats en vaudront la peine.

Faites confiance au processus. Chaque goutte de sueur, chaque minute d'effort investie dans votre bien-être contribue à bâtir un avenir plus fort, plus sain et plus épanouissant.

Je vous encourage à passer à l'action dès maintenant. Ne laissez pas la procrastination entraver votre chemin vers le succès. Utilisez les outils et les connaissances que vous avez acquises pour créer une vie meilleure pour vous-même. Vous avez le pouvoir de transformer votre santé et votre bien-être, alors saisissez cette opportunité et commencez dès aujourd'hui.

Le voyage vers une meilleure version de vous-même commence ici et maintenant. Bonne route !

www.ingramcontent.com/pod-product-compliance
Lightning Source LLC
Chambersburg PA
CBHW050826250726
48653CB00006B/2443